DES INDICATIONS

DES

EAUX D'ENGHIEN

DANS L'ANGINE GLANDULEUSE

LES LARYNGITES CHRONIQUES

ET EN PARTICULIER

DANS LA PHTHISIE PULMONAIRE

(Présenté à la Société d'hydrologie médicale de Paris)

Par le docteur FEUGIER

Médecin consultant aux eaux d'Enghien

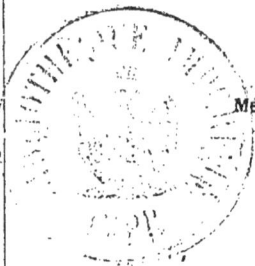

PARIS

IMPRIMERIE GÉNÉRALE DE CH. LAHURE

RUE DE FLEURUS, 9

1869

DES INDICATIONS

DES

EAUX D'ENGHIEN

DANS L'ANGINE GLANDULEUSE

LES LARYNGITES CHRONIQUES

ET EN PARTICULIER

DANS LA PHTHISIE PULMONAIRE

(Présenté à la Société d'hydrologie médicale de Paris)

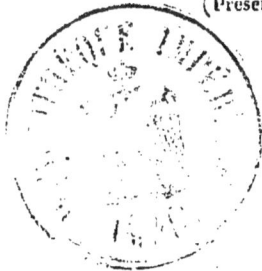

Par le docteur FEUGIER

Médecin consultant aux eaux d'Enghien

PARIS

IMPRIMERIE GÉNÉRALE DE CH. LAHURE

RUE DE FLEURUS, 9

1869

DES INDICATIONS

DES

EAUX D'ENGHIEN

PRINCIPALEMENT

DANS LA PHTHISIE PULMONAIRE

EFFETS PHYSIOLOGIQUES ET THÉRAPEUTIQUES.
INDICATIONS GÉNÉRALES.

Dans un état de santé parfaite, l'eau sulfureuse d'Enghien, prise à l'intérieur, produit les effets suivants : l'activité cérébrale est augmentée ; même en se privant de l'excitant quotidien, du café, on peut soutenir plus longtemps et avec moins de fatigue que d'habitude la veille et le travail intellectuel ; l'appétit augmente et les selles sont ordinairement plus faciles ; l'urine est plus abondante, et il y a un peu de chaleur au col de la vessie ; la transpiration est également activée ; la gorge est sèche malgré une salive plus abondante qui a la saveur de l'eau sulfureuse. Un seul verre par jour peut suffire pour produire ces effets chez un sujet impressionnable.

Dans les états morbides locaux, sans aucune réaction générale, d'autres effets se font sentir : par exemple, le rhume le plus simple se trouve abrégé de moitié ; dans les granulations de la gorge d'un certain nombre de fumeurs qui n'ont pas de pharyngite caractérisée, la congestion du fond de la gorge s'éteint et les granulations semblent diminuer.

Mais s'il y a maladie ou si un organe quelconque est doué de susceptibilité morbide, les effets de l'eau sulfureuse deviennent très-remarquables et révèlent tout ce qu'il y a de points faibles dans l'économie, ce sont: des névralgies externes ou internes, des coliques hépatiques ou rénales, des douleurs musculaires ou articulaires, l'excitation du cœur, la congestion et le flux des hémorrhoïdes, de la dysurie dans les maladies de la vessie et de la prostate, un écoulement léger de l'urèthre, le retour de la menstruation supprimée ou des règles plus abondantes et plus régulières, l'excitation de l'utérus dont les sécrétions indolentes deviennent plus aiguës; du côté de la peau les lésions s'exaspèrent ou s'étendent un peu, d'autres fois elles reparaissent après avoir été supprimées depuis plus ou moins longtemps ; des éruptions diverses, érythème, acné, urticaire, peuvent se montrer ; la blépharite chronique revêt une forme plus aiguë. Si l'eau en boisson suffit pour produire ces effets, les bains peuvent y contribuer beaucoup, surtout pour les lésions cutanées.

Mais c'est du côté des voies respiratoires que s'observent les effets thérapeutiques les plus prompts comme les plus certains. Tandis que la plupart des manifestations locales que nous avons énumérées ne se font sentir que vers la fin du traitement ou même quelque temps après, dans le catarrhe pulmonaire, dès les premiers jours la toux est plus sèche et plus fréquente, et au bout d'une semaine environ les crachats reviennent plus abondants et moins épais, muqueux au lieu de puriformes. J'ai soigné cet hiver un vieillard de quatre-vingts ans, très-affaibli par le chagrin et pris d'un catarrhe humide presque généralisé quoique non fébrile ; l'eau puisée à la source tous les jours diminua rapidement les crachats et l'oppression, avant même que l'appétit et les forces fussent revenus ; jamais je n'avais vu, aussi manifeste et aussi isolée de l'action générale, l'action locale de l'eau sulfureuse sur les voies respiratoires. Dans l'angine glanduleuse la muqueuse pharyngo-laryngienne devient plus rouge, les granulations plus saillantes, la sécrétion se transforme également ; il y a de l'ardeur à la gorge ou au larynx et un peu de gêne dans la déglutition.

Après la cure, les bronches et les poumons ont acquis une plus grande force de résistance ; les malades s'enrhument moins facilement et leurs rhumes sont plus courts et moins graves.

Bains. — Les bains excitent surtout le système circulatoire ; suivant la température de l'eau la réaction est vive ou légère, immédiate ou secondaire, mais la résultante est toujours une excitation générale. Au bout d'un certain nombre de bains, quelques malades ont un peu de fièvre, d'insomnie et d'inappétence, et leur urine dépose de l'acide urique. M. Lebret, à Barèges, a fait la même observation chez des malades qui ne prenaient que des bains. Nous ne croyons pas que cet excès d'acide urique dans l'urine, quand il coïncide avec de la fièvre, indique une crise favorable ; il n'est, d'après nous, que le signe d'un état fébrile qui peut persister plusieurs jours sans être suivi d'aucune amélioration, et qui nous fait redouter les bains entiers et fréquents pour certains malades et surtout pour les phthisiques.

Inhalation. — Dans les deux salles d'inhalation d'Enghien l'air est chargé à la fois de gaz, de vapeur et d'eau finement divisée. La température y est maintenue à 18 ou 20 degrés, ce qui constitue une atmosphère qui n'est ni excitante ni réfrigérante. Les malades y éprouvent presque tous un certain bien-être, au moins pendant le premier quart d'heure ; dans les premières minutes le pouls s'abaisse de deux à quatre pulsations, et la respiration se ralentit aussi un peu ; mais au bout d'un temps qui varie entre quinze et cinquante minutes le pouls se relève jusqu'à dépasser sa normale ; on peut éprouver un peu de céphalalgie et quelques picotements à la gorge. Dans l'angine glanduleuse et dans les formes humides du catarrhe, beaucoup de malades restent dans la salle d'inhalation une heure et plus sans éprouver d'autres phénomènes qu'une excitation légère vers la fin ; une dame de soixante ans, atteinte de catarrhe sec, nerveuse et hypocondriaque, ne pouvait y rester que huit minutes, et n'en a pas moins éprouvé une amélioration notable pendant tout cet hiver ; un phthisique, après une heure de séance, eut une fièvre intense qui dura quatre jours malgré la cessation complète du traitement. Généralement ce n'est qu'après une série d'inhalations trop prolongées, comme après des bains fréquents, qu'on observe chez les phthisiques l'inappétence et la fièvre ; la première période de l'inhalation qui est sédative et dure de quinze à vingt minutes leur est seule favorable; la période suivante est surtout pour eux une période d'excitation. On ne doit pas oublier d'ailleurs que par l'inhalation les poumons absorbent beaucoup de soufre; M. Niepce, à Allevard, a trouvé qu'au bout de dix jours de traitement par l'inhalation seule, en même temps que les urines et la sueur contiennent des principes sulfurés, l'air expiré, soit pendant le jour, soit pendant la nuit, en contient aussi une assez notable proportion.

Les effets que nous venons de résumer permettent de reconnaître à l'eau sulfureuse trois actions principales : 1° une action élective sur les organes respiratoires; 2° d'autres actions locales qui constituent une dérivation, soit physiologique, soit thérapeutique, et qui s'exercent tantôt sur les grands appareils sécrétoires : la peau, les reins et le tube digestif, et tantôt sur quelque autre organe en y réveillant un état morbide antérieur; 3° une action générale reconstituante.

La clinique nous montre une action élective de l'eau sulfureuse sur les voies respiratoires; et les expériences de Cl. Bernard sur l'élimination de l'hydrogène sulfuré viennent nous aider à comprendre cette action. Quand on réfléchit que le poumon est le seul organe qui donne passage à toute la masse du sang chargée du principe médicamenteux, qu'il est pénétré également de toutes parts par une colonne d'air qui entraîne avec elle au dehors les produits de sécrétion par lesquels peuvent se juger les congestions et les phlegmasies chroniques, on comprend mieux la puissance curative du médicament qui s'élimine par la vaste surface exhalante des poumons.

Quant à l'action reconstituante, elle s'explique par les actions locales, par la stimulation du système nerveux, et, très-probablement aussi, par une action directe sur le sang. On sait que l'acide sulfhydrique, à doses toxiques, rend le sang plus fluide, et qu'il en détruit les globules. On peut donc admettre qu'à doses thérapeutiques, il agit en excitant plus vivement les mouvements de composition et de décomposition du sang ; ce serait, en un mot, un altérant reconstituant, comme l'iode et l'arsenic.

De l'action de l'eau sulfureuse on peut déduire les propositions suivantes :

1° Son action stimulante doit la faire contre-indiquer dans les maladies et les périodes aiguës, dans les cachexies organiques qui en seraient précipitées, dans les maladies où l'excitation directe est inutile ou dangereuse, comme dans la plupart des affections du foie, du cœur et du cerveau ;

2° Par sa triple action, elle est indiquée, au contraire, dans les manifestations moins profondes des maladies générales, et, en particulier, dans les maladies des muqueuses et de la peau ; dans celles de l'organe d'élection, non pas dans la cachexie tuberculeuse, mais dans les phthisies lentes qui n'ont pas encore envahi tout l'organisme.

PHARYNGITE CHRONIQUE.

La pharyngite chronique est caractérisée généralement
par le développement morbide des glandules du pharynx
et du voile du palais, ce qui lui a fait donner donner le
nom d'angine glanduleuse ou granuleuse. Cependant il
peut y avoir absence de granulations, comme dans cer-
taines pharyngites catarrhales ou rhumatismales.

Si l'on éclaire suffisamment la gorge du malade, on
voit d'abord des granulations discrètes sur la partie postérieure de la voûte palatine; puis une rougeur plus ou
moins intense qui couvre toute la surface des piliers et
le voile du palais; la luette hypertrophiée se termine
même parfois par une vésicule limpide qui peut cha-
touiller la base de la langue; les amygdales rouges et volumineuses rétrécissent plus ou moins l'isthme du gosier.
Mais les lésions de la paroi postérieure du pharynx atti-
rent surtout l'attention : la muqueuse y est tantôt re-
marquable par sa sécheresse, et alors elle ne présente
que des granulations discrètes grosses comme des grains
de millet; tantôt elle est tapissée par des mucosités
épaisses et adhérentes, elle est alors couverte de granulations plus volumineuses qui se rejoignent les unes les
autres pour former comme des pilastres ou des arabes-
ques; sur le fond rouge ou bleuâtre, on voit des vais-
seaux quasi variqueux qui se rendent à ces glandules
hypertrophiées. Celles-ci sécrètent la matière d'une
expectoration peu abondante, mais assez caractéristique;

les crachats, semblables à de l'empois, sont globuleux, visqueux et transparents, parfois colorés en jaune par du pus ou striés de sang. Quand cette sécrétion fait défaut, le malade éprouve une sensation de sécheresse qui augmente bientôt et donne le sentiment d'une brûlure; il est alors forcé d'expectorer ou de déglutir *à vide*, mouvements fréquents et pénibles et qu'on remarque, soit au début de la forme glanduleuse, soit dans les formes sèches et sans granulations.

La voix a perdu de son étendue dans le chant; souvent il y a un enrouement subit au milieu d'une conversation, ou la voix est rauque par intermittence, surtout à jeun. Cette raucité de la voix est due à une laryngite glanduleuse concomitante, ainsi que le besoin fréquent de faire une expiration brusque pour débarrasser le larynx (*hem*); la maladie se propage en effet très-souvent du côté de l'épiglotte et de la muqueuse intra-laryngienne. Elle gagne aussi ordinairement l'arrière-cavité des fosses nasales; il y a, enfin, au pourtour des trompes d'Eustache un groupe de glandules qui peuvent devenir assez confluentes pour troubler l'audition.

Chomel et Trousseau regardaient l'angine glanduleuse comme une manifestation de la diathèse herpétique, goutteuse ou rhumatismale. D'autres auteurs ne veulent lui reconnaître que des causes occasionnelles, qui, dans un certain nombre de cas seulement, sont les seules qu'on puisse retrouver. Ces dernières causes sont : l'ingestion de liqueurs alcooliques, l'action de la fumée ou de la poudre de tabac, le refroidissement, les excès fonctionnels de la voix chez les chanteurs et les orateurs. Dans ce dernier cas, l'irritation s'explique par le mécanisme de

la respiration buccale : le chant, et la parole portée en
public , ne permettant guère qu'une respiration ample et
brusque par la bouche, l'air, au lieu de s'échauffer et
de se saturer de vapeur d'eau dans les anfractuosités des
fosses nasales, traverse brusquement la cavite buccale et
arrive sec et froid sur le pharynx qui se trouve ainsi re-
froidi et desséché.

Si j'ai observé souvent l'angine herpétique ou rhumatismale, je dois ajouter que chez six malades atteints de pharyngite glanduleuse, je n'ai pu retrouver aucune maladie
générale prédisposante. Le pharynx, comme tout autre
organe, peut donc être affecté d'une maladie locale, et
si tous les orateurs, par exemple, ne sont pas atteints
d'angine, cette inégalité de résistance ne s'explique pas
toujours par une diathèse, mais souvent par une simple
différence dans la force constitutionnelle. D'ailleurs, dans
toutes les formes de pharyngite, le traitement par l'eau
d'Enghien est généralement suivi de guérison ; parfois il
faut deux saisons pour obtenir ce résultat. Souvent aussi,
avec le retour des mêmes causes excitantes la maladie
revient, mais moins tenace et moins douloureuse ; l'organe a gagné une certaine force qu'on demanderait en
vain aux substitutifs externes. L'eau sulfureuse est en
effet un substitutif interne, qui , par son action élective
sur la muqueuse respiratoire, en modifie pour longtemps
la nutrition, tandis que par son action générale elle s'a-
dresse soit à la diathèse prédisposante, soit à la faiblesse
innée des tissus. Qu'on me permette d'ajouter que le
nombre des avocats, des prédicateurs et des chanteurs
qui viennent chercher à Enghien la guérison d'une angine glanduleuse grandit chaque année, et qu'on vient

d'y construire une seconde salle d'inhalation pour répondre à des besoins toujours croissants.

Eau en boisson, pulvérisation, bains et douches, tous ces moyens font partie du traitement qui s'adresse à cette maladie très-chronique et très-tenace.

LARYNGITES CHRONIQUES.

L'eau d'Enghien est indiquée dans les laryngites chroniques *non ulcéreuses*, qui sont au nombre de trois : 1° La *laryngite glanduleuse*, dont les lésions ont pour siége de prédilection d'abord les deux rangées de glandules qui se trouvent au devant et sur les côtés des cartilages aryténoïdes, puis la base de l'épiglotte et l'angle antérieur des cordes vocales; elles peuvent se propager encore aux glandes des ventricules de Morgagni et de la face inférieure des cordes vocales, parties qui échappent à la fois à l'examen laryngoscopique et au traitement local ordinaire, mais non à l'eau pulvérisée qui pénètre partout dans l'arbre aérien. Cette laryngite est très-tenace, comme la pharyngite de même nature, et plus grave qu'elle, parce qu'elle détermine parfois un travail d'épaississement qui peut atteindre les cordes vocales et produire des altérations irremédiables de la voix. 2° La *laryngite catarrhale*, consécutive à la forme aiguë, se distingue de la précédente par l'absence de granulations et l'inflammation plus générale et plus intense de la muqueuse; des mucosités très-adhérentes peuvent se concréter en masses volumineuses dans les ventricules de

Morgagni, où elles annoncent leur présence par un chan-gement dans le timbre et la sonorité de la voix, en de-hors de toute lésion des cordes vocales. La pulvérisation détermine l'expulsion de ces produits, et change rapide-ment la vitalité de la muqueuse, tandis que le traitement tout entier s'adresse directement, soit à la faiblesse gé-nérale, soit à la diathèse scrofuleuse ou tuberculeuse, car cette laryngite est souvent un catarrhe à répétition, toujours renaissant sous l'influence d'un état général.

3° La *laryngite hypertrophique*, qui reconnaît pour causes les refroidissements et les excès de toute nature, est une inflammation essentiellement chronique, sans expecto-ration, avec hypertrophie souvent partielle et limitée à l'épiglotte, aux aryténoïdes et aux replis aryténo-épi-glottiques ; les cordes vocales supérieures peuvent être tuméfiées, mais il est rare que, par le fait d'une hyper-trophie généralisée, il y ait des troubles sérieux de la respiration.

Dans les *laryngites ulcéreuses*, l'eau sulfureuse, sur-tout en inhalation, est le plus souvent contre-indiquée. Le laryngoscope, qui permet de distinguer si nettement les laryngites précédentes, nous apprend encore s'il y a ulcération, certitude que les symptômes fonctionnels ne pourraient nous donner (excepté lorsque le malade ex-pectore des fragments de cartilage); mais l'inspection du larynx ne peut faire distinguer une ulcération syphili-tique d'une tuberculeuse.

Si les antécédents ou les signes concomitants font diagnostiquer la syphilis, l'inhalation est nuisible, du moins je l'ai vu une fois, et en tout cas inutile. Les bains sulfureux seuls, suffisamment espacés, sont favorables, parce qu'ils permettent de tolérer un traitement énergique, comme j'ai pu l'observer ; et c'est ici le cas d'un traitement à doses élevées.

Si c'est une laryngite tuberculeuse de la période ultime, contre-indication complète.

S'il n'y a pas de signes de tubercules dans la poitrine, ou si la lésion y est encore peu avancée, cette forme de phthisie n'en est pas moins des plus graves. Il faut bannir tout traitement excitant, et l'inhalation elle-même, qui agirait trop vivement sur une altération de nature cachectique. L'eau à l'intérieur à petites doses et les bains locaux révulsifs constituent le traitement le plus rationnel.

PHTHISIE PULMONAIRE.

Les médecins qui ont formulé des règles pour l'emploi des eaux minérales dans la phthisie pulmonaire, ont presque toujours pris en considération l'état de la circulation et le tempérament, deux conditions trop exclusives et qui devaient facilement induire en erreur. Ainsi, au point de vue des indications, ils ont opposé la phthisie essentielle à la phthisie scrofuleuse, la forme éréthique à la forme torpide, les formes aiguës aux formes subaiguë et chronique. Ces trois divisions manquent à la fois de précision et d'exactitude ; en effet, la phthisie scrofuleuse est loin d'être la seule que les eaux puissent enrayer ou même guérir ; d'autre part la même phthisie à marche lente est tantôt subaiguë ou éréthique et tantôt torpide.

Il y a un éréthisme constitutionnel qui offre peu de prise aux médicaments, et il y a un éréthisme dû à la lésion que les eaux peuvent combattre.

M. Pidoux admet une phthisie consommée, partant incurable, et une phthisie incomplète : « Celle-ci s'observe chez des individus nés de parents forts, mais atteints de maladies constitutionnelles ; ils sont forts eux-mêmes en apparence et leur phthisie marche lentement ; ils ont des sœurs ou des frères dartreux, dyspeptiques ou simplement arthritiques. Il y a en eux des éléments morbides étrangers au tubercule et moins dangereux que lui, et qui se rattachent soit à l'arthritisme soit à l'herpétisme. Lorsque l'eau sulfureuse réveille un de ces éléments, l'amendement est certain. Cependant, ajoute M. Pidoux, l'eau peut rencontrer dans l'organisme des éléments sains au lieu d'éléments morbides et les raviver également pour faire antagonisme à la phthisie. »

Il y a, en effet, une phthisie incomplète qui se présente pure d'états morbides antérieurs et qui n'en est pas moins succeptible d'être améliorée. En somme, pour établir avec certitude les indications curatives, nous ne pouvons nous fier ni à un seul caractère comme l'état de la circulation, ni même à une condition générale plus sûre, mais qui peut faire défaut, comme l'existence d'éléments morbides antagonistes. Nous rechercherons tout à la fois : l'état général de la nutrition et des forces, la marche de la lésion locale, le degré et l'espèce d'irritabilité, car celle-ci peut tenir, soit aux phlegmasies péri-tuberculeuses, soit à l'état particulier de la constitution, soit enfin à une fièvre herpétique ou nerveuse, comme l'a observé M. Pidoux. Partant de ces principes, nous admettrons deux formes chroniques principales : une phthisie chronique dont la marche est continue soit par la lésion, soit par le dépérissement ; une autre plus lente avec périodes d'arrêt ou de simple rémission.

Phthisie chronique continue. Elle se distingue de la forme lente par l'absence des temps d'arrêt pendant lesquels la maladie semble stationnaire ; ce n'est pas que la lésion progresse constamment du début jusqu'à la fin et mène la marche avec rapidité, comme dans la phthisie commune rapide qui dure deux ou trois mois et jusqu'à cinq ou six. Ici c'est une forme réellement chronique qui dure généralement de dix à quinze mois. La lésion, très-limitée pendant les premiers mois, peut rester longtemps à la période simplement congestive ; mais ce qui semble accélérer réellement la marche, c'est le mauvais état général, le dépérissement progressif que rien ne semble devoir arrêter. Alors même que quelques points de pneumonie tuberculeuse apparaissent dès le début, il y a encore un défaut de rapport entre cette lésion peu étendue et l'épuisement général et prématuré. Ce sont des individus maigres et chétifs bien avant la phthisie, débilités depuis longtemps par des causes extérieures, ou dont les parents étaient eux-mêmes affaiblis. Quand la toux est encore sèche, avant la matité et les râles, il y a déjà de la fièvre ; la maigreur est extrême, l'anorexie complète. Qu'on veuille calmer l'état fébrile ou réveiller l'appétit, on échoue presque toujours avec les médicaments. Il y a une irritabilité excessive qui semble tenir beaucoup plus à l'état particulier de la constitution qu'à la lésion elle-même, qui est encore très-limitée, ou qu'au tempérament nerveux ou sanguin, qui est celui de bien des malades dont l'état s'améliore dans l'autre forme chronique. Tantôt le malade succombe aux progrès du dépérissement et d'une lésion relativement restreinte ; tantôt cette phthisie chronique se transforme en phthisie à marche rapide et envahissante, comme dans l'observation suivante :

Obs. I. — Mme X..., âgée de vingt ans, a un père très-lymphatique, un de ses frères est mort phthisique ; elle a toujours été chétive et pâle. Mariée à dix-neuf ans, elle était accouchée heureusement ; on avait pris une nourrice et tout allait bien lorsque, trois semaines après l'accouchement, Mme X... contracte un rhume en allant au bal. Les symptômes aigus se calment, mais il reste une toux sèche et fréquente et de l'anorexie. Les calmants et les toniques échouent, et la malade arrive à Enghien en mai, trois mois après le début environ. La pâleur, l'amaigrissement extrême, une fièvre presque continue, font contraste avec la lésion locale, qui ne se traduit que par la faiblesse du murmure respiratoire et de la submatité sus-claviculaire au sommet droit. Malgré le séjour à la campagne, dans un air pur et calme, la fièvre persiste, il y a une hémoptysie, mais non au moment des règles, qui reviennent encore. M. Guéneau de Mussy, appelé en consultation, confirme mon diagnostic et conseille l'arsenic et des mouches volantes sur la poitrine. Un mois se passe sans amélioration ; l'hémoptysie ne reparaît pas ; mais la fièvre augmente encore et s'élève souvent jusqu'à 120 pulsations dans la matinée, sans que l'état local justifie en apparence cette fièvre ; la respiration est de 24 à 28. La malade mange un peu plus qu'à Paris, mais sans appétit encore. Alors, le 15 juin, je

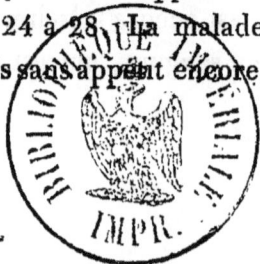

persuade à ma malade de se laisser doucher à l'eau sulfureuse froide, et je remplace l'arsenic par la viande crue tamisée. Tous les matins Mme X... va prendre une douche en pluie courte, avec douche en jet sur les pieds, et fait deux kilomètres pour rentrer chez elle. Au bout de deux mois de ce traitement, la toux, la fièvre qui n'avait cédé que très-lentement, avaient tout à fait disparu ; un certain embonpoint, un bon appétit et l'inertie de la lésion locale, tout cet ensemble me rassurait. Mme X... rentre à Paris et tout va bien jusqu'en février ; mais à cette époque l'oubli du régime et la danse, si fâcheuse parce qu'elle congestionne les poumons, ramène une hémoptysie et tous les signes d'une poussée tuberculeuse inflammatoire des deux sommets ; les lésions s'étendent assez rapidement, et la malade succombe le 20 juin, seize mois après le début. Cette phthisie semblait bien devoir être continue et l'on ne peut attribuer qu'à l'hydrothérapie ce temps d'arrêt de six mois qui est anormal dans cette forme.

2° *Phthisie chronique lente.* — Elle a pour caractères, non-seulement la lenteur de sa marche et ces temps d'arrêt ou de rémission qui suivent chaque poussée, mais aussi un état particulier de la nutrition et des forces qui semble dominer la lésion locale ou n'en est altéré que passagèrement. Après une période de poussée aiguë, le malade est sans doute très-maigre et très-affaibli, mais il va rentrer dans une espèce de convalescence et reprendre sensiblement, malgré la petite fièvre qui le ronge encore et qui indique la persistance d'une phlegmasie chronique. A cette époque de la maladie, les reconstituants relèvent assez rapidement les forces ; mais aucun n'a la puissance de l'eau sulfureuse pour combattre les phlegmasies péri-tuberculeuses, faire cesser la petite fièvre symptomatique et imprimer au poumon une modification de longue durée. C'est à cette période de la phthisie lente que certains praticiens font allusion quand ils disent que l'eau sulfureuse est indiquée dans la phthisie subaiguë; et c'est pour avoir confondu les deux formes chroniques que nous regardons comme si différentes l'une de l'autre, que d'autres médecins ont défendu les eaux toutes les fois qu'il y avait de la fièvre. Et cependant, rien n'est mieux établi, dans les formes lentes l'eau sulfureuse, donnée à doses substitutives, fait cesser avec les pneumonies partielles la petite fièvre qui en était le symptôme. Voici une observation à l'appui :

Obs. II. — Mme X..., âgée de 34 ans, d'un tempérament nerveux, n'a pas eu de phthisiques dans sa famille; son père est mort d'un carcinome. Elle a eu deux enfants avant le début de la maladie. Après avoir joui d'une assez bonne santé, Mme X... contracta plusieurs rhumes à de courts intervalles, puis la toux persista; à ces premières causes vinrent se joindre des causes morales. Il y eut anorexie, amaigrissement et petite fièvre quotidienne irrégulière, en même temps qu'au sommet gauche de la submatité et une diminution du bruit respiratoire. L'huile de foie de morue et un régime tonique n'ayant pas amené d'amélioration, Mme X.... voulut, malgré les conseils de son médecin, aller passer une saison au Mont-Dor, d'où elle revint tout aussi malade. Sur ces entrefaites, Mme X.... eut une quatrième grossesse qui fut très-pénible, avec de fréquentes congestions des bronches et deux hémoptysies très-sérieuses. Cependant après une bonne couche et la naissance de deux jumeaux qui ont survécu, les accidents aigus disparurent du côté de la poitrine, mais la lésion du sommet gauche avait progressé. C'est alors que Mme X..., suivant le conseil de son médecin, vint aux eaux d'Enghien, au commencement de juillet 1867. Après avoir pris quelques bains et un verre d'eau tous les jours, Mme X... s'étant trouvé très-mal de ce traitement, me confia la direction de sa cure. Je constatai un état général pas trop mauvais, malgré la pâleur et l'amaigrissement; il y avait encore beaucoup de force et la vivacité qui tenait à sa nature, mais de l'anorexie et une fièvre de 100 à 110 pulsations tous les soirs. Au sommet gauche, il y avait une diminution notable de la sonorité dans les régions sus-épineuse, sus et sousclaviculaire, des râles sous-crépitants avec quelques craquements humides, et du retentissement de la voix; au sommet droit, une diminution du bruit vésiculaire; l'expectoration était peu abondante. Je conseillai l'inhalation tous les jours pendant 10 minutes d'abord, et jusqu'à 25 minutes, et 2 quarts de verre d'eau. Ce traitement, qui dura 25 jours, calma la toux et la fièvre, ramena l'appétit et fit disparaître les râles secs et humides. Le docteur Bellaspect, de la Vendée, qui a bien voulu m'envoyer la plus grande partie de cette observation, m'écrit, un an après, que l'état général est bon et que la lésion locale semble immobilisée depuis le traitement thermal.

La guérison par l'eau sulfureuse est parfois si complète que M. Briau, médecin aux Eaux-Bonnes, a publié un mémoire sur une pneumonie chronique du sommet qui présenterait tous les signes stéthoscopiques de la phthisie et ne s'en distinguerait que par le contraste entre les désordres locaux et un état général encore intact. M. Briau convient que cette pneumonie se termine quelquefois par l'ulcération du poumon et même par la mort. C'est donc la première forme de phthisie pulmonaire décrite par Niemeyer, et dont les processus pneumoniques indépendants de la tuberculose produisent, d'après cet auteur lui-même, des infiltrations caséeuses beaucoup plus vastes et plus destructives que les processus *pérituberculeux*. Aussi peut-on dire que si elle est moins grave que la granulation généralisée, elle l'est beaucoup plus qu'une phthisie dont les granulations resteraient limitées aux sommets. Notre observation III prouverait d'ailleurs, au besoin, que la phthisie peut guérir, même lorsqu'elle s'accompagne de symptômes généraux graves.

Obs. III. — Au mois de juin 1865, je suis appelé pour Mme L..., femme d'un cultivateur, qui demeurait tout près d'Enghien. Je trouve la malade au lit avec une fièvre de 120 pulsations, des sueurs abondantes, un amaigrissement extrême. C'était une femme âgée de trente ans, n'ayant aucune trace de scrofules ni aucun des signes du tempérament lymphatique; elle s'était bien portée jusque là; elle avait eu un oncle phthisique. Elle était une grande travailleuse, restant dans les champs du lever au coucher du soleil, laissant la sueur sécher sur son corps et prenant une mauvaise nourriture pour soutenir de grandes fatigues. Depuis quelques mois elle avait commencé à tousser, à perdre l'appétit et à maigrir. Je trouvai au sommet droit, en arrière et en avant, une matité bien prononcée; l'expiration était soufflante avec quelques craquements secs et humides; rien au sommet gauche. La fréquence du pouls, la chaleur de la peau, les crachats épais indiquaient une pneumonie; mais la marche et l'état général, une phthisie. L'état aigu céda à l'aide des moyens suivants : un grand vésicatoire, de l'aconit et la décoction de quinquina. La matité et le souffle s'effacèrent peu à peu, et il ne resta plus au sommet droit qu'une diminution du bruit respiratoire et les râles secs mêlés à des râles humides et fins. Trois semaines après le début de cette poussée, je fis prendre à la malade, matin et soir, un demi-verre d'eau d'Enghien qu'on allait puiser à la source chaque fois. Après un mois de cette médication, d'ailleurs exclusive, l'état général était bon ; avec l'appétit étaient revenues les forces et surtout moins de maigreur ; les râles avaient disparu. Je fis alors remplacer l'eau sulfureuse par une seule cuillerée à bouche de sirop d'iodure de fer. Pendant trois ans la guérison s'est maintenue sous mes yeux ; depuis un an Mme L.... est retournée en Bourgogne, son pays natal ; mais sa sœur qui est restée tout près d'ici m'apprend qu'elle continue à se bien porter, quoiqu'elle soit obligée de ménager ses forces plus qu'autrefois.

La phthisie affecte quelquefois une marche très-lente et mérite alors le nom de phthisie torpide. Nous en avons observé deux cas, l'un chez une grosse fille scrofuleuse qui n'a pas dépéri depuis 1865, époque de la première atteinte, mais qui passe rarement six mois sans être malade ; l'autre chez un homme de quarante ans, nerveux et sanguin, dont la mère était morte phthisique ; considéré comme phthisique depuis cinq ans par un autre médecin, il me présenta, en effet, tous les signes de la phthisie, et il est mort l'an dernier, dix ans après le début, d'une péritonite tuberculeuse et avec les signes stéthoscopiques d'une lésion très-limitée au sommet droit, mais qui n'avait cessé de le faire tousser et maigrir tous les hivers. Cette forme torpide est fréquente chez les scrofuleux, et chez eux elle semble moins tenir à leur force de résistance qu'à l'irritabilité moins grande de leurs tissus pour des productions si analogues à celles de leurs ganglions enflammés.

Obs. IV. — Une chlorose anormale peut simuler la phthisie; comme d'autre part la chlorose est loin d'exclure la phthisie, que les signes stéthoscopiques sont parfois très-légers, et qu'il peut y avoir des hémoptysies dues à la violence de la toux, le diagnostic ne laisse pas d'être très-difficile dans certains cas. J'ai observé, l'été dernier, une jeune fille de vingt ans, malade depuis deux ans, qui offrait les principaux caractères de la chlorose anormale : avec un grand amaigrissement et le teint particulier aux chlorotiques, il y avait une toux sèche, nerveuse et fréquente, un peu de fièvre diurne, la nuit un repos complet sans toux ni sueurs; la toux était plus fréquente au moment des règles, qui étaient presque supprimées; voilà pour la chlorose, mais le père était mort phthisique, et il y avait au sommet droit une diminution légère de la sonorité et du murmure respiratoire. Je conseillai la période sédative de l'inhalation, et un quart de verre d'eau matin et soir; la toux fut calmée et avait presque disparu à la fin du traitement; le bruit vésiculaire était redevenu presque normal; l'appétit réveillé ramena les forces et moins de maigreur.

Dans la phthisie avec chlorose, il faut se garder plus que jamais d'un traitement excitant; car l'état fébrile pourrait amener des congestions plus difficiles à détruire

que dans les autres formes, parce que la chlorose a déjà
préparé le terrain par l'appauvrissement de la nutrition.
Le traitement thermal mal appliqué démasquerait la
phthisie, comme le fer peut le faire, non pas en guéris-
sant la chlorose, toujours très-mal guérie en pareil cas,
mais en excitant des congestions pulmonaires. Le fer,
en effet, donné à petites doses et associé à un altérant
comme l'iode, ne produit pas de ces réactions dange-
reuses; il en est de même de l'eau sulfureuse à doses
substitutives.

Sur trente phthisiques dont j'ai relevé les observations, six, qui étaient arrivés aux périodes de ramollissement et de cavernes, n'ont pas été améliorés. Sur vingt-
quatre qui étaient encore aux périodes de congestion et
de pneumonie, il y a eu dix-sept améliorations, parmi
lesquelles les obs. II et III; trois autres fois l'amélioration s'est maintenue pendant un an, ce qui ferait au
moins cinq améliorations un peu durables. Trois fois la
maladie a recommencé vers la fin de l'hiver. Nous n'a-
vons pas eu des nouvelles des autres.

Périodes initiales. — Nous allons dire en quelques
mots ce que nous entendons par périodes initiales, parce
que c'est le moment où l'eau sulfureuse est surtout indiquée.

Période congestive. — La fièvre manque encore ou ne
se montre que par accès éloignés; mais l'attention est
attirée par l'amaigrissement, la perte des forces et de
l'appétit. Il y a des troubles digestifs qui persistent souvent des mois entiers : c'est le plus souvent une simple
anorexie, mais très-opiniâtre; parfois des vomissements
alimentaires que provoque une toux sèche et persistante,

signe fâcheux, car, la coqueluche et la grippe exceptées, il n'y a pas de bronchite qui s'accompagne de pareils vomissements; souvent une constipation anormale tourmente le malade, quand il n'a pas une diarrhée séreuse que Graves caractérise en l'appelant une sueur intestinale. Le sang des règles est plus pâle et moins abondant, ou il y a de l'aménorrhée. La *voix* est souvent enrouée, elle a perdu de son étendue dans le chant, ou c'est une aphonie que ne justifie ni une lésion du larynx, comme on peut s'en assurer par le laryngoscope, ni la compression du nerf laryngé par une tumeur intra-thoracique dont l'absence est démontrée par l'auscultation. La *toux*, qui est quelquefois humide du fait d'une bronchite concomitante, ne doit pas être confondue avec la toux *hystérique*, à timbre plus sonore, ni avec la toux *gastrique;* cette dernière dure depuis longtemps quelquefois, et cependant ne s'accompagne pas de signes locaux.

L'*hémoptysie* est fréquente, et ce qui donne à ce signe toute sa valeur, c'est l'absence de causes autres que la phthisie. Ainsi, il faut qu'elle ne soit ni supplémentaire d'une évacuation sanguine habituelle ni complémentaire des règles; qu'il n'y ait pas d'affection du cœur ni diathèse hémorrhagique, ni causes accidentelles; que le sang ne vienne pas de la gorge, ce qui est très-rare, ni de l'estomac, comme peut le faire soupçonner la couleur des vomissements et des selles.

Du côté de la poitrine, l'amaigrissement aux sommets et sous les omoplates traduit bien le dépérissement général; le malade y accuse souvent des douleurs spontanées, ou provoquées par la pression; à la percussion, on trouve souvent une diminution du son dans la région susclavi-culaire, alors qu'il n'y a encore rien ailleurs (*Piorry*); et ce symptôme a une grande valeur s'il coïncide avec un affaiblissement du murmure respiratoire. Un signe très-fréquent du début, c'est la respiration saccadée qui occupe l'un ou l'autre temps, mais l'expiration de préférence (*Hérard*). Déjà l'expiration peut être un peu rude et prolongée, ce qui est plus significatif au sommet gauche qu'au sommet droit. Dans le cas où tous ces signes locaux manqueraient, l'hérédité ou les antécédents de misère physiologique peuvent aider au diagnostic.

Période initiale inflammatoire. — Cette période, qui appartient encore au premier degré anatomique, est celle où les indurations pérituberculeuses deviennent plus étendues et plus actives. Les signes locaux sont plus manifestes : la matité s'étend dans les régions sous-claviculaire et sus-épineuse; relativement à ce signe, les causes d'erreur sont : l'existence d'une tumeur intra-thoracique, une sonorité exagérée du côté opposé et due à un point d'emphysème que l'oreille reconnaîtra. Le murmure respiratoire devient plus faible ou tout à fait nul, soit dans les deux temps, soit plus souvent dans l'inspiration, tandis que l'expiration est soufflante et prolongée; dans l'emphysème c'est, au contraire, l'inspiration qui est soufflante. Si l'induration est plus prononcée encore, on peut constater au sommet la vibration thoracique et la bronchophonie.

Mais le signe le plus habituel de cette période, c'est le *râle sous-crépitant*, qui, d'abord sec et s'entendant dans l'inspiration, tend de plus en plus à empiéter sur l'expiration. MM. Hérard et Cornil ont vu plusieurs fois ce râle disparaître sous l'influence du traitement; d'autres fois, ils ont trouvé à l'autopsie une induration pneumonique sans ramollissement, dans les points qui avaient eté le siége pendant la vie d'un râle sous-crépitant persistant. Dans les dix-sept améliorations que j'ai observées, j'ai vu des râles secs et parfois des râles humides, comme dans les observations II et III, s'éteindre peu à peu sous l'influence de la médication sulfureuse. Il nous paraît donc incontestable, comme à MM. Hérard et Cornil, que ces râles, tant qu'ils restent assez fins, ne sont pas les signes du ramollissement tuberculeux, mais d'un état congestionnel et inflammatoire du poumon et des petites bronches. Le seul signe caractéristique du deuxième degré est le râle cavernuleux à bulles grosses et humides; jusque-là les râles humides, surtout s'ils sont mêlés à des râles sibilants ou à des craquements secs, peuvent être dus à la bronchite ou à la pneumonie concomitantes. La seconde période initiale s'étend donc jusqu'au gros râle humide, signe néfaste à partir duquel il y a peu d'espoir, à moins que la lésion ne soit restée très-limitée.

Indications. — Il faut exclure de la thérapeutique thermale les phthisies aiguës et la phthisie commune à marche rapide et envahissante.

Dans la *phthisie chronique continue* les eaux sulfureuses sont généralement contre-indiquées; mais l'hydrothérapie peut nous être d'un grand secours, si on l'applique suivant une méthode rationnelle; il faut proscrire les douches en jet sur la poitrine, employer seulement une douche en pluie très-courte, d'une projection assez forte, en même qu'une douche en jet sur les membres inférieurs.

Dans la *phthisie chronique lente* l'eau sulfureuse est une médication puissante. Nous croyons qu'il faut combattre la diathèse tuberculeuse dès la *période congestive.* A cette époque, les grands bains et l'eau en boisson elle-même ne doivent être employés qu'avec une grande réserve ; mais l'action sédative de l'inhalation pendant 10 à 20 minutes sera très-utile pour tempérer les congestions du cœur et du poumon ; son action secondaire, qui sera celle de l'eau à l'intérieur à petites doses, décongestionnera également l'organe respiratoire. Les bains sulfureux des extrémités, les bains de siége ont souvent une action immédiate sur la toux. Ajoutez à cela le régime lacté, la viande crue tamisée, qui n'est pas vomie comme les autres aliments, l'air calme et un peu humide des vallées, et non pas, comme on le croit trop, l'air vif et excitant des endroits élevés, et vous aurez un ensemble de moyens capables de modifier la maladie dès la période congestive.

Période inflammatoire. Si elle débute par une poussée aiguë, le repos au lit, la diète lactée, les révulsifs sur la poitrine, les contre-stimulants maniés avec prudence diminueront le danger et la longueur de la crise. Mais cet état aigu tombé, on reste en présence d'une phleg-masie chronique dont une petite fièvre non continue est le symptôme. Si l'on attend pour donner l'eau sulfu-reuse que tout état fébrile ait cessé, l'on risque d'atteindre une période beaucoup moins favorable où les premiers tubercules se ramollissent tandis que d'autres envahissent déjà d'autres points. De bons observateurs, il est vrai, ont relaté des guérisons chez des malades qu'ils croyaient arrivés à la période de ramollis-

ment parce qu'ils avaient entendu des craquements
secs ou humides ; mais il est prouvé aujourd'hui que ce
sont là les symptômes d'une inflammation pérituberdu-
leuse. A défaut des preuves fournies par l'autopsie, la
rapidité avec laquelle on voit souvent ces râles disparaître indiquerait assez qu'il ne s'agit pas d'un processus
aussi grave que la fonte tuberculeuse. A l'appui de cette
opinion, que le deuxième degré anatomique est favorable
à la guérison, on trouve dans l'ouvrage de M. de Pui-
saye deux observations de petites cavernes du sommet
qui ont été guéries par les eaux d'Enghien ; mais ces
lésions étaient très-limitées, et ces cas sont rares, où une
petite excavation s'est formée, sans qu'une partie déjà
considérable du poumon ait été atteinte. Alors, sans
doute, l'eau sulfureuse peut ranimer la vitalité normale
du tissu qui entoure la caverne et mettre celle-ci dans les
meilleures conditions pour que la cicatrisation s'en em-
pare. Ce mode de guérison est d'ailleurs moins fréquent
qu'on ne l'a dit; car Louis n'en a jamais rencontré un
seul cas, et beaucoup de cicatrices du sommet chez les
vieillards, attribuées à la phthisie, doivent être rappor-
tées à la pneumonie interstitielle.

D'une autre part, les faits cliniques prouvent que la
maladie peut guérir ou être enrayée dès la première période. Ce résultat s'explique, soit par l'existence de simples
granulations au milieu d'un tissu redevenu sain, soit par
la transformation crétacée du tubercule. Cet autre mode
de guérison est plus fréquent que la cicatrisation, puisque
Rogée, observant à la Salpêtrière, l'a trouvé cinquante et
une fois sur cent sujets qu'il a ouverts sans aucun choix.
Ces concrétions n'étaient pas rameuses comme celles qui

appartiennent aux petites bronches ; grosses comme un grain de chènevis ou comme une noisette, elles étaient bien une terminaison du tubercule, puisque l'auteur a trouvé souvent au milieu même d'un tubercule bien caractérisé une petite masse crétacée ou calcaire. Ce dernier fait prouve d'ailleurs que la transformation se fait sans ramollissement. Il n'est donc pas nécessaire, comme le croyait Laënnec, que la matière tuberculeuse soit préalablement évacuée pour faire place au dépôt calcaire.

Cliniquement, d'excellents observateurs, et, entre autres, M. Parrot, médecin des hôpitaux, mon ami et voisin le docteur Cyr, ont vu des malades expectorer des fragments de matière crétacée, quelque temps après une poussée inflammatoire du sommet. Tout semble donc concorder pour prouver qu'on peut guérir la lésion locale, en combattant les phlegmasies tuberculeuses à leur début ; qu'après cela, si la diathèse est atténuée, la granulation restera inerte, que le gros tubercule lui-même, isolé pour ainsi dire au milieu d'un tissu moins susceptible d'être entraîné par lui et n'y trouvant pas les éléments de sa fonte purulente, continuera sa marche régressive jusqu'à la concrétion crétacée. Si l'on attend, au contraire, la période de ramollissement avant de fortifier le poumon par l'eau sulfureuse, son modificateur par excellence, quel effort ne sera pas frappé d'impuissance devant cette infection qui, d'abord locale, gagne le poumon de proche en proche et finit par envahir toute l'économie ?

C'est donc à la période des râles et de la matité qu'il faut envoyer les malades aux eaux sulfureuses, malgré une petite fièvre et malgré l'hémoptysie. Après, ce serait le plus souvent trop tard.

Mais autant l'eau sulfureuse est utile, autant le traitement par les bains fréquents et l'inhalation prolongée est
généralement défavorable; il augmente la fièvre et amène
une crise prématurée qui est loin d'être toujours heu-
reuse. Les quarts de verre d'eau, la première période de
l'inhalation, les bains locaux assez espacés, suffisent à
toutes les indications. Plus tard, quand toute fièvre est
tombée, on prescrit des bains tièdes, courts et rares.
Dans la phthisie torpide des sujets lymphatiques, on peut
user plus largement des bains.

On lit partout que les eaux sulfureuses sont surtout
favorables aux lymphatiques. Pour ma part je n'ai pas
vu que la modalité du tempérament exerçât une influence
aussi marquée sur les résultats du traitement thermal. Si
le tempérament sanguin est plus vivement impressionné
par la médication sulfureuse comme par toute autre, il n'est
pas vrai d'en conclure qu'elle lui est moins favorable, à la
condition de ne pas oublier cette règle de thérapeutique
générale, qu'il faut doser le médicament suivant l'irritabilité du sujet ou celle de ses tissus.

Quelques indications sont relatives à la dérivation
thérapeutique ou physiologique : un phthisique a été
arthritique ou dartreux, sujet aux hémorrhoïdes ou à la
gravelle; chez lui l'excitation thermale ne retentira pas
seulement sur le poumon, mais aussi sur un autre organe affecté d'éléments morbides; on pourra donc agir
plus énergiquement par les bains, mais l'on devra s'arrêter dès qu'on aura obtenu une crise favorable.

On fait aussi appel avec avantage à la dérivation physiologique. Celle que l'eau en boisson provoque est déjà
puissante; on peut en accroître et en prolonger les effets

par des moyens externes. Si les bains entiers et les douches conviennent rarement aux phthisiques, il n'en est de
même, ni des bains locaux, qui provoquent une moiteur
générale sans créer d'état fébrile, ni de l'hydrothérapie
bien appliquée, qui peut tout à la fois calmer la fièvre et
stimuler les grandes fonctions. Il ne s'agit pas en effet de
produire une excitation violenté, peu favorable à la crise
physiologique, mais bien plutôt de provoquer dans l'organisme ces actions lentes et profondes qui s'exercent sur
les grands appareils sécrétoires et décongestionnent les
poumons.

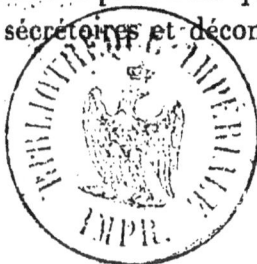

FIN.

10586 — Imprimerie générale de Ch. Lahure, 9, rue de Fleurus, à Paris.

181

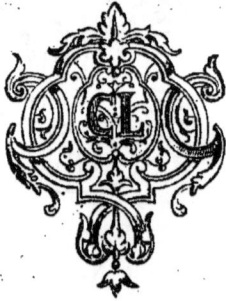

www.ingramcontent.com/pod-product-compliance
Lightning Source LLC
Chambersburg PA
CBHW070736210326
41520CB00016B/4480